Toxoplasmose à Dakar

Amadou NDIAYE

Toxoplasmose à Dakar

Bilan des examens sérologiques de la
toxoplasmose au Centre d'Analyse de Biologie
Médicale du Centre hospitalier ABASS N

Presses Académiques Francophones

Impressum / Mentions légales

Bibliografische Information der Deutschen Nationalbibliothek: Die Deutsche Nationalbibliothek verzeichnet diese Publikation in der Deutschen Nationalbibliografie; detaillierte bibliografische Daten sind im Internet über http://dnb.d-nb.de abrufbar.

Alle in diesem Buch genannten Marken und Produktnamen unterliegen warenzeichen-, marken- oder patentrechtlichem Schutz bzw. sind Warenzeichen oder eingetragene Warenzeichen der jeweiligen Inhaber. Die Wiedergabe von Marken, Produktnamen, Gebrauchsnamen, Handelsnamen, Warenbezeichnungen u.s.w. in diesem Werk berechtigt auch ohne besondere Kennzeichnung nicht zu der Annahme, dass solche Namen im Sinne der Warenzeichen- und Markenschutzgesetzgebung als frei zu betrachten wären und daher von jedermann benutzt werden dürften.

Information bibliographique publiée par la Deutsche Nationalbibliothek: La Deutsche Nationalbibliothek inscrit cette publication à la Deutsche Nationalbibliografie; des données bibliographiques détaillées sont disponibles sur internet à l'adresse http://dnb.d-nb.de.

Toutes marques et noms de produits mentionnés dans ce livre demeurent sous la protection des marques, des marques déposées et des brevets, et sont des marques ou des marques déposées de leurs détenteurs respectifs. L'utilisation des marques, noms de produits, noms communs, noms commerciaux, descriptions de produits, etc, même sans qu'ils soient mentionnés de façon particulière dans ce livre ne signifie en aucune façon que ces noms peuvent être utilisés sans restriction à l'égard de la législation pour la protection des marques et des marques déposées et pourraient donc être utilisés par quiconque.

Coverbild / Photo de couverture: www.ingimage.com

Verlag / Editeur:
Presses Académiques Francophones
ist ein Imprint der / est une marque déposée de
AV Akademikerverlag GmbH & Co. KG
Heinrich-Böcking-Str. 6-8, 66121 Saarbrücken, Deutschland / Allemagne
Email: info@presses-academiques.com

Herstellung: siehe letzte Seite /
Impression: voir la dernière page
ISBN: 978-3-8381-7867-7

UNIVERSITE CHEIKH ANTA DIOP

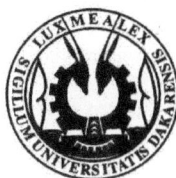

FACULTE DES SCIENCES ET TECHNIQUES

DEPARTEMENT DE BIOLOGIE ANIMALE

ANNEE : 2010   Numéro : 37

« Séroprévalence de la toxoplasmose chez la femme enceinte au Centre d'Analyses de Biologie Médicale du Centre Hospitalier Abass Ndao.»

Mémoire de Diplôme de Master II en Biologie Animale

Spécialité : Parasitologie

Présenté et soutenu le 29/11/2010

Par

Amadou NDIAYE

Né le 26/11/1973 à Dakar

Membres du Jury

Président : **Pr BHEN SIKINA TOGUEBAYE**   FST/UCAD

Membres : **Dr FRANCE-LYSE BA**   FST/UCAD

     Pr NGOR   FAYE   FST/UCAD

     Pr PAPE MBACKE SEMBENE   FST/UCAD

REMERCIEMENTS

Mes sincères remerciements,

A mon père ASSANE NDIAYE : que le Tout puissant vous accueille à son paradis, ce travail est le votre.

A ma mère NGATY KEBE : merci pour votre amour, pour l'ensemble des valeurs que vous m'avez inculqué, tout le mérite vous revient.

A mon marabout Serigne TACKO MBACKE ibn Serigne FALLOU MBACKE ibn Serigne Cheikh Ahmadou BAMBA : merci pour votre soutien, ce travail est le votre.

A toute ma famille : Adama, Maria, Fatou Kiné, Abdou Backir, Fatou, Adèle, Aissatou et Penda qui m'a toujours soutenu et aidé à traverser toutes les épreuves de la vie. Ce travail est le votre.

A mes épouses : Maimouna SOW, Aimé DEME et ADJA MARIANE DIOP : qui, malgré mes multiples occupations professionnelles, m'ont toujours soutenu et équilibré. Le mérite de ce travail vous revient.

A mes enfants : Lamine, Papa Samane, Adama, Mountagua, Serigne Mouhamadou Fadel Mbacké, et Aboubacry : trouvez en ce travail une voie à suivre et essayez toujours d'arriver plus loin et plus haut. Ce travail est le votre.

A mes belle - mères : OUALIMATA FALL, AISSATOU BAL et ADJA FATOU GNING : merci d'avoir confiance en moi, ce travail est le votre.

Aux épouses de mes frères : Mame Penda Gueye et Bineta MBAYE : merci pour tout, ce travail est le votre.

Au professeur Pape Malick SEMBENE : merci d'avoir cru en moi et de m'avoir motivé et encouragé, merci pour tout votre soutien ; votre humilité et votre modestie sont des valeurs sûrs dont j'essayerai de m'en approprier ; ce travail est le votre

A mes amis : Abou ATHIE, Omar SALL, Sidya DIENE, Moussa GUEYE, Serigne Cheikh SECK, Ndeye Michelle COURA SOW, Arona DIOP : merci pour tout votre soutien et votre aide, ce travail est le votre.

A tout le personnel du Centre Hospitalier Abass NDAO : merci pour vos soutiens et vos encouragements ; ce travail est votre œuvre.

A tout le personnel du laboratoire : merci pour votre soutien, ce travail est le votre.

A tous mes promotionnaires : merci pour votre fraternité et votre solidarité, ce travail est le votre.

A NOS MAITRES ET JUGES

A notre maitre, juge et président de jury, Monsieur **Bhen Sikina TOGUEBAYE** Professeur à la faculté des Sciences et Techniques de l'UCAD :
C'est un grand honneur que vous me faites en acceptant de présider le jury pour la soutenance de ce mémoire et de juger ce travail.
Votre passion pour le travail et votre esprit scientifique nous ont toujours impressionnés. Votre modestie, votre humilité et votre discrétion dans le travail sont connues et appréciées de tous. Soyez assuré de notre profonde affection.
A notre maitre et juge **: Monsieur NGOR FAYE**, Professeur à la FST
Vous nous faites un grand honneur en acceptant de juger ce modeste travail.
Votre disponibilité, votre humilité et votre esprit scientifique vous ont valu l'admiration de tous. Veuillez trouver ici l'expression de notre respect et de notre profonde gratitude.
A notre maitre et juge : **Madame France-LYSE BA,** Docteur à la FST
Malgré vos multiples occupations, vous acceptez spontanément de juger ce travail. Nous avons hautement apprécié la clarté et la valeur de votre enseignement durant ce master.
Votre disponibilité constante et votre passion pour les Sciences et techniques nous ont séduites à bien des égards. Nous vous sommes infiniment reconnaissants pour l'intérêt que vous avez manifesté pour ce travail et de la spontanéité avec laquelle vous avez accepté de faire partie du jury.
A notre maitre, juge et directeur de recherche : **Monsieur PAPE MBACKE SEMBENE,** professeur à la FST
Aujourd'hui, il nous est pratiquement impossible de trouver les mots suffisants pour exprimer les sentiments que nous avons envers vous. Votre compétence, votre gentillesse, votre courtoisie, votre simplicité et votre humilité sont les compléments de vos hautes qualités d'enseignent. Nous vous exprimons toute notre fierté d'avoir travaillé à vos cotés.
Soyez assuré cher Maitre de notre admiration et de notre attachement.

Abréviations

CHAN : centre hospitalier Abass NDAO
CABM : centre d'analyses de biologie médicale
Ig G : immunoglobine G
IgM : immunoglobine M.
T. gondii : Toxoplasma gondii
µm : micromètre
ph : potentiel hydrogène
SIDA : Syndrome d'Immunodéficience Acquise
Trs/mn : tours par minute
ml : millilitre
UI : unités internationales
HS : hautement sensible (High sensibility)
OMS : Organisation Mondiale de la Santé
ELISA: Enzyme Linked Immuno Sorbant Assay
ISAGA : Immuno Sorbant Agglutination Assay
PCR : Polymérase Chain Réaction
IRM. : Image de résonnance magnétique
CD4+ : clusters de différentiation de type 4
VIH : virus de l'immunodéficience humaine
mg : milligramme
mg/k/j : milligramme par kilogramme de poids corporel et par jour
per os : voie orale
IM : intramusculaire
IHS : Institut d'Hygiène Sociale
HOGGY : Hôpital Général de Grand Yoff
ENDSS : Ecole Nationale de Développement Sanitaire et Sociale
Toxo: Toxoplasmose
BCIP: 5-Bromo-4-Chloro-3-Indolyl Phosphate
NBT: Nitro-Bleue de Tétrazolium
EIA : méthode immuno-enzymatique en phase solide
AP : phosphatase alcaline
µl : microlitre
C+ : seuil positif
NBRE : nombre
UCAD : Université Cheikh Anta Diop de Dakar.
FST : Faculté des Sciences et Techniques
T : titre

Figures et tableaux

Sommaire

Introduction

La toxoplasmose est une infection parasitaire dont l'agent est le protozoaire *Toxoplasma gondii* (Ryan, 2004). Le parasite infecte le plus souvent des animaux à sang chaud, y compris l'être humain, mais son hôte définitif est un félidé (dont le chat fait partie) (Torda,2001). Sans gravité dans l'immense majorité des cas pour les sujets immunocompétents, elle ne présente de risque sérieux que pour les femmes enceintes séronégatives et les sujets ayant un système de défense immunitaire affaibli (Montoya, 2004).

C'est pour améliorer le diagnostic de cette affection que depuis l'année 2004, le centre d'analyse en biologie médicale du centre hospitalier Abass NDAO a démarré les examens sérologiques de la toxoplasmose.

Notre étude a pour objet de faire le bilan de ces examens en déterminant la séroprévalence de la maladie chez la femme enceinte, puis celles consultant pour un bilan d'avortement à répétition, un bilan de cardiopathie, un bilan d'atteintes oculaires ou divers motifs (bilan de routine, bilan de voyage,...) ; en assurant le suivi des femmes enceintes séropositives et en évaluant l'efficacité du traitement de la maladie

Pour cela, nous adoptons le plan suivant :

-dans le chapitre premier, nous ferons une synthèse bibliographique sur la toxoplasmose

-dans le chapitre second, nous décrirons le matériel et les méthodes utilisées.

-dans le troisième chapitre nous vous présenterons les résultats que nous allons ensuite discuter

Chapitre I-Synthèse bibliographique

I-1- Répartition géographique de la toxoplasmose
La **toxoplasmose** est une infection parasitaire dont l'agent est le protozoaire *Toxoplasma gondii*[1]. Le parasite infecte le plus souvent des animaux à sang chaud, y compris l'être humain, mais son hôte définitif est un félidé (dont le chat fait partie)[2]. Traditionnellement, l'infection a été jugée bénigne, voire asymptomatique dans l'immense majorité des cas pour les sujets immunocompétents, ne présentant un risque sérieux que pour les femmes enceintes séronégatives et les sujets ayant un système de défense immunitaire affaibli[3]. Toutefois, le fait que la toxoplasmose abolisse l'aversion instinctive du rat envers son prédateur, le chat, pour la remplacer par une attirance fatale a incité des neuroscientifiques réputés tels que Robert Sapolsky et Fuller Torrey à revisiter l'hypothèse d'un lien causal entre la toxoplasmose et certaines neuropathologies humaines, dont la dépression, les idéations suicidaires et la schizophrénie. Il est établi que le parasite est capable de modifier la connectivité des centres du plaisir et de la peur, de causer l'apparition de kystes hébergeant la forme dormante du parasite dans ces centres, chez le rat, et d'influencer, notamment, la production de dopamine[4].
La maladie est présente partout dans le monde et on estime qu'un tiers de la population mondiale est infectée par *Toxoplasma gondii*[3]. Sa prévalence chez l'être humain est variable. Pour les adultes présentant une séropositivité au Toxoplasme (et donc une immunité à une réinfection), la prévalence est faible en Asie ou en Amérique[5,6], elle est inférieure à 30 % dans les pays scandinaves et dans le Royaume-Uni, elle va de 20 à 50 % en Europe du Sud ainsi que dans les régions humides de l'Afrique et elle va de 50 à 70 % en Europe de l'Ouest[7].
La toxoplasmose est transmise par la mère à son fœtus. En France en 2003, la séroprévalence chez la femme enceinte était de près de 44 %[8]. Le risque et la gravité que le fœtus soit atteint dépend du stade de la grossesse. Le risque est inférieur à 2 % avant deux mois de grossesse mais dans ce cas l'atteinte fœtale est grave. Il atteint 70 % en fin de grossesse et le fœtus subira alors essentiellement des lésions oculaires.

I-2-Cycle du toxoplasme et pathogénie

I-2-1-Les trois formes parasitaires

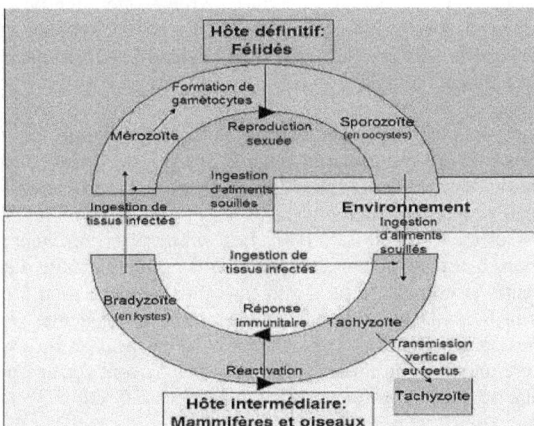

Figure1 : Cycle vital de *Toxoplasma gondii*.(Rossand ,Doctissimo,10 Mai 2010)

T. gondii ne peut se multiplier de manière sexuée que chez les Félidés, qui constituent ainsi ses hôtes définitifs, bien qu'il puisse infecter tous les animaux homéothermes, dénommés hôtes intermédiaires. Le toxoplasme a un cycle complexe qui implique la transmission entre hôtes par des stades spécialisés pour l'invasion (figure 1) :

- le stade tachyzoïte, forme proliférative infectieuse chez l'hôte intermédiaire, se développe dans des vacuoles transitoires qui peuvent contenir jusqu'à 128 parasites ; cette forme peut se retrouver aussi chez le fœtus.
- le stade bradyzoïte, chez l'hôte intermédiaire, est contenu dans des kystes intracellulaires qui mesurent environ 100 µm de diamètre et contiennent plusieurs milliers de parasites ;
- le stade mérozoïte, chez l'hôte définitif, est le seul stade capable de reproduction sexuée ;
- le stade sporozoïte, résultat de la reproduction sexuée chez l'hôte définitif, est libéré dans l'environnement avec les déjections du chat dans des oocystes de 10 à 15 µm de diamètre qui contiennent 8 sporozoïtes.

Les stades sporozoïte et bradyzoïte correspondent à des formes de résistance et de dissémination du parasite car les kystes et les oocystes protègent dans une certaine mesure, les parasites qu'ils contiennent des variations de température, de *p*H, etc. *T. gondii* peut alterner entre ces stades en fonction de son hôte et de son contexte, par un processus de différenciation.

➢ Forme végétative

Le *tachyzoïte* ou *trophozoïte* : C'est la forme que prend le parasite seul. il est alors très fragile ; sa présence est toujours endocellulaire (il ne résiste ni à l'eau de Javel ni à l'acide chlorhydrique gastrique). L'ingestion n'est donc pas contaminante.

Il se reproduit rapidement par un processus de multiplication asexuée (endodyogénie) chez l'hôte intermédiaire, toujours dans des macrophages. Puis il en sort en en perforant la paroi au moyen d'une protéine qu'il produit (perforine). Des parasites génétiquement modifiés pour ne pas produire cette protéine ne peuvent sortir du macrophage qui gonfle en formant une boule[18]. Visuellement, l'enveloppe du parasite a la forme d'une goutte d'eau un peu arquée (*toxon* en grec signifie arc), d'environ 6 à 8 µm de longueur et de 3 à 4 µm de largeur. Le pôle postérieur arrondi contient le noyau tandis que le pôle antérieur plus aigu possède des ultrastructures adaptées à la pénétration cellulaire (complexe apical).

➢ Forme kystique

Cette forme est plus résistante que la précédente (forme de résistance et de dissémination), entourée par une membrane épaisse, de forme sphérique ou ovoïde, elle mesure de 50 à 200 µm. Elle contient en plusieurs milliers d'exemplaires une forme végétative particulière le *bradyzoïte* ou *cystozoïte* (3 à 4 microns), un kyste de 100 µm en contient 2 000 à 3 000. Les *bradyzoïtes* résultent d'une série de multiplications asexuées, colonisant l'intérieur d'une cellule hôte. Leur multiplication est assez lente, et ne peut se faire que dans une cellule nerveuse ou musculaire de l'hôte intermédiaire. Dans les tissus, les kystes restent longtemps vivants, produisant des antigènes qui entretiennent l'immunité. Les kystes peuvent survivre plusieurs jours à température ambiante et plusieurs mois à 4 °C. Ils sont détruits par la chaleur (un quart d'heure à 56 °C) ou la congélation (24 heures à -20 °C).

➢ L'oocyste

L'*oocyste coccidien* est très résistant, même à l'eau de Javel (forme de résistance et de dissémination), c'est la forme que l'on retrouve dans le milieu extérieur (sol, plantes…) où il effectue sa maturation en quelques jours (de un à cinq) à température ambiante et en présence d'oxygène. Sa résistance lui permet de rester vivant pendant plusieurs mois dans le sol, mais il est détruit par la chaleur lors de la cuisson, la dessiccation ou la congélation (-30 °C). Il est le résultat de la reproduction sexuée du parasite chez le chat. C'est un ovoïde de 15 µm par 10 µm regroupant 2 *sporocystes* de 6 à 8 µm de diamètre, contenant 4 *sporozoïtes* chacun (un *sporozoïte* ressemble à un *tachyzoïte*).

I-2-2-Le cycle de reproduction du parasite

Le cycle peut être direct, c'est-à-dire sans hôte intermédiaire (cycle monoxène ou court) ou indirect en passant par un ou plusieurs hôtes intermédiaires (cycle hétéroxène ou long). L'hôte définitif du parasite est principalement le chat, mais les autres félidés sont aussi concernés. Les hôtes intermédiaires sont tous les animaux à sang chaud : mammifères et oiseaux (le chat, hôte définitif se contamine en dévorant des oiseaux ou des souris)

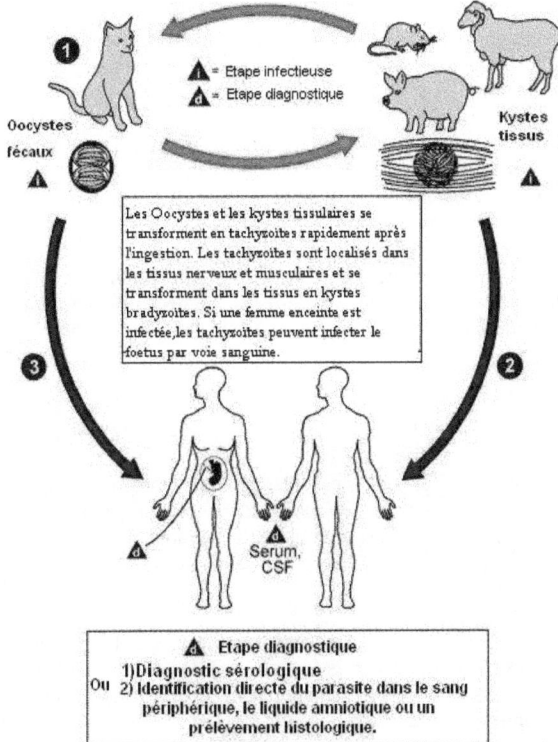

Figure 2 : Cycle parasitaire de *Toxoplasma gondii,* parasite responsable de la toxoplasmose. (Centers of disease control and prevention, 2004)

Les membres de la famille des chats (Felidae) sont les seuls hôtes définitifs connus pour les étapes sexuées de T. gondii et représentent le principal réservoir de l'infection. Les chats sont d'abord infectés (**étape 1** de la figure) en mangeant de la viande contenant des formes kystiques de T.G ce qui aboutit à la formation, dans son intestin, de gamétocytes dont la fusion donne des oocystes, éliminés dans les selles. Ceux-ci peuvent survivre dans le milieu extérieur, où ils se transforment en sporocystes puis en sporozoïtes infectants, qui sont ingérés par des animaux tels que des rongeurs, des moutons ou des porcs. Le parasite quitte le tractus digestif et, au stade trophozoïte, gagne divers tissus, se multipliant dans les macrophages et survit dans les muscles, le cœur, le cerveau sous formes de kystes contenant les bradyzoïtes, ce qui entretient l'immunité du sujet infecté. L'humain peut être infecté de différentes façons : A) ingestion de viandes crues infectées contenant des formes kystiques de T.G (**étape 2** de la figure 2) ; B) ingestion d'oocystes provenant de fèces de chat à partir de mains ou de viandes contaminées (**étape 3** de la figure 2 ; contrairement à une idée reçue, la contamination ne se fait pas par contact direct avec les chats) ; C) transplantation d'organe ou transfusions sanguine ; D) transmission congénitale de la mère au fœtus ; E) inoculation accidentelle de tachyzoites.

I-2-3Contamination initiale

Les oocystes sont présents sur les plantes ou la terre souillées par des déjections d'animaux (chats en particulier). De là, ils peuvent contaminer les aliments, les mains ou l'eau de boisson, puis être ingérés.

La présence des kystes dans la viande est fréquente : 80 % des ovins et des caprins adultes sont contaminés, le porc est généralement contaminé dans moins de 40 % des cas, les autres espèces animales peuvent toutes être contaminées mais dans des proportions inconnues[20].

Lorsque la viande est consommée crue ou insuffisamment cuite, les kystes ne sont pas détruits et s'installent dans l'organisme hôte. Les kystes ne passent pas la barrière placentaire, seuls les trophozoïtes ou tachyzoïtes passent, si la maladie se déclenche en cours de grossesse, et des cas de contamination par greffe d'organe ou transfusion sanguine ont été recensés[20].

I-3- Reproduction

I-3-1-Hôte intermédiaire

Chez l'hôte intermédiaire, les oocystes libèrent les sporozoïtes, lesquels libèrent les tachyzoïtes (ou trophozoïte) au niveau du tube digestif, et vont passer la barrière intestinale. Ils vont se reproduire dans les cellules de l'hôte (la pénétration se fait par un mécanisme actif et non par phagocytose), déclenchant une phase sanguine de dissémination ou septicémie : l'hôte développe la toxoplasmose.

La réponse immunitaire de l'hôte confine ensuite le parasite à l'intérieur des organes dans lesquels la réponse immunitaire est la plus faible : l'œil, le cerveau, les muscles. Les parasites s'y enkystent, les kystes contiennent de nombreux bradyzoïtes et sont en attente d'une éventuelle réactivation. Cette réactivation se produit lorsque les chairs contenant des kystes sont consommées par un nouvel hôte n'ayant pas encore développé la maladie ou immunodéprimé, ou lors d'une greffe d'organes contenant ces kystes ; la réactivation de bradyzoïtes en tachyzoïtes a été décrite chez l'animal, ce qui permet de comprendre en partie ce qui se passe chez l'immunodéprimé, mais les mécanismes exacts demeurent toujours inexpliqués chez ce type de patient[21].

I-3-2-Hôte définitif

Chez l'hôte définitif, le parasite ingéré (généralement en dévorant un rongeur ou un oiseau infecté) se localise dans le tube digestif, provoquant une *coccidiose*. Le parasite produit alors des oocystes par reproduction asexuée puis sexuée ; en effet, les trophozoïtes libérés se multiplient au niveau du tube digestif. Il va se produire une reproduction sexuée avec formation de microgamètes mâles et de macrogamètes femelles ; la fécondation conduit aux oocystes. Ces oocystes seront rejetés dans l'environnement de l'hôte avec ses déjections, mais les excréments ne sont généralement pas contaminants pendant les deux premiers jours qui suivent l'excrétion. Les oocystes nécessitent une maturation de 14 jours pour devenir potentiellement pathogènes et résistent environ un an dans le milieu extérieur. Chez le chat par exemple, environ 2 % d'entre eux disséminent des oocystes, sur des périodes allant de une à trois semaines. Des études montrent qu'ensuite l'infection ne se reproduit pas, même après de nouvelles expositions au parasite. Ce sont donc, en général, les jeunes chats qui excrètent le parasite. Bien que l'agent pathogène ait été détecté sur la fourrure des chats, il n'a pas été retrouvé sous une forme infectieuse, et une infection directe consécutive à la manipulation des chats est généralement considérée comme très rare.

I-4-Formes de la maladie (clinique)

Il existe trois formes cliniques de la maladie qui sont :

1. la toxoplasmose acquise, chez une personne ayant des défenses immunitaires normales, en général inapparente ou sans gravité
2. la toxoplasmose congénitale qui peut être à l'origine de fœtopathies graves, due à l'infection du fœtus d'une femme enceinte séronégative, non protégée car n'ayant jamais été en contact avec le toxoplasme
3. la toxoplasmose de l'immunodéprimé, telles que les personnes atteintes du SIDA ou les personnes greffées et traitées par des médicaments immunodépresseurs.

I-4-1-Toxoplasmose acquise de l'immunocompétent

Lorsque la toxoplasmose se déclenche pour la première fois chez un individu, elle est inapparente (asymptomatique) dans près de 80 % des cas : il n'y a pas de poussée de fièvre ; des ganglions cervicaux sont perceptibles pendant une semaine environ[9].

Dans un peu moins de 20 % des cas, la maladie prend une forme dite *subaiguë* ; après une incubation silencieuse de quelques jours apparaissent des adénopathies cervicales, une fièvre prolongée à 38 °C, une fatigue intense (asthénie). Le taux des monocytes augmente et la maladie est très comparable, dans ses manifestations cliniques, à une mononucléose infectieuse. La guérison est relativement lente[9].

Enfin, dans de rares cas, surtout chez les patients immunodéprimés et les personnes au stade sida, la maladie prend une forme dite *aiguë*, avec de la fièvre. Elle peut alors provoquer divers types de lésions : oculaires (choriorétinite), cardiaques, pulmonaires, voire entraîner des symptômes neurologiques[9]. La durée de la phase de septicémie est plus longue ; les fluides corporels (l'urine, les larmes, le lait, la salive) contiennent assez de parasites pour qu'un comptage direct puisse être effectué. Ces cas sont dus (chez la souris de laboratoire) à une mutation d'une ou deux protéines kinases produite par le gène ROP18, lesquelles sous cette forme « anormale » perturbent la communication dans la cellule et favorise la duplication du parasite, même chez des individus en bonne santé[23].

Dans tous les cas, les kystes formés persistent et sont indétectables ; l'immunité du sujet à de nouvelles attaques de la maladie est conférée par la présence d'immunoglobuline G (*IgG*).

I-4-2-Toxoplasmose et grossesse

On estime, en France, qu'un enfant sur mille naît infecté par le toxoplasm.

Le risque de contamination du fœtus survient probablement lorsque la femme enceinte est en phase parasitémique, mais aussi au début de l'infection alors que la mère est asymptomatique : les parasites peuvent alors coloniser le placenta, puis, de là, parvenir au fœtus. Ce type de contamination ne survient que lorsque la mère contracte la maladie en cours de grossesse (on parle alors de *toxoplasmose gravidique*), bien que très exceptionnellement, la réactivation de kystes puisse conduire à une transmission du parasite vers l'enfant.

Le risque de passage de la barrière placentaire augmente au cours de la grossesse (il est faible au cours du premier trimestre (6 % à 13 semaines d'aménorrhée, et croît les mois suivants jusqu'à atteindre 72 % à 36 semaines d'aménorrhée), mais en parallèle, les conséquences sont d'autant plus graves que le fœtus est jeune, tant qu'il ne dispose pas d'un système immunitaire complet. La contamination vers la fin de la grossesse peut conduire à des formes bénignes ou à des formes latentes. Un tiers des mères qui ont fait une séroconversion en cours de grossesse donnent naissance à un enfant infecté.

Il est bon de rappeler que la toxoplasmose congénitale grave est rare et que celle-ci est souvent diagnostiquée en anténatal. Enfin, de nombreuses études sont en cours pour s'assurer de l'efficacité des traitements proposés (soit interruption médicale de grossesse en cas de forme sévère *in utero*, soit traitement médicamenteux en cours de grossesse).

La France est (en 2008) un des rares pays au monde à recommander le dépistage systématique des femmes non-immunisées contre la toxoplasmose, avant et au début de la grossesse ; la surveillance est ensuite mensuelle chez les femmes séronégatives pour diagnostiquer rapidement une séroconversion[26]. Cette attitude permet de déterminer la prévalence de l'immunité contre l'infection : elle est directement en rapport avec les habitudes alimentaires, et non au contact avec les chats. Cette séroprévalence diminue avec le temps (82 % en 1960, 66 % en 1982, 54 % en 1995 et 44 % en 2003), et les séroconversions en cours de grossesse diminuent (40 pour 1 000 femmes séronégatives en 1960, 13,2 pour mille en 1995).

I-4-2-1-Contamination au premier trimestre : avant 16 semaines

C'est surtout au premier trimestre et avant 10 semaines d'aménorrhée que les risques sont importants. Dans ce cas le risque est faible mais sévère.

Les conséquences d'une telle contamination, dont le risque est faible, sont particulièrement graves : elles peuvent notamment entraîner la mort in utero ou dans les mois qui suivent la naissance, ou bien provoquer des retards psychomoteurs graves, liés à l'action du parasite sur la formation du système nerveux central (modifications de l'aspect et du volume du crâne, par des calcifications intracrâniennes caractéristiques de la toxoplasmose congénitale, hydrocéphalie, microcéphalie, dilatation ventriculaire). Au niveau neurologique, on peut constater des convulsions, de l'hypertonie ou de l'hypotonie, une modification des réflexes, des troubles végétatifs ou encore des troubles oculaires (dans 80 % des cas, une Choriorétinite pigmentaire).

I-4-2-2- Contamination au second trimestre : entre 16 et 28 semaines

Une atteinte cérébrale est toujours possible mais plus rare. On ne retrouve pas au cours de la surveillance échographique des dilatations ventriculaires lorsque la séroconversion survient après 24 semaines cependant des calcifications intracrâniennes et une Choriorétinite.

I-4-2-3-Contamination au dernier trimestre : après 28 semaines

Le risque est essentiellement ophtalmologique : Choriorétinite pigmentaire (atteinte des pigments de la rétine). Ce risque persiste pendant plusieurs années imposant une surveillance longue de ces enfants. Les lésions oculaires sont généralement faciles à reconnaître mais il existe des formes cliniques qui peuvent égarer le diagnostic. Classiquement, on découvre une lésion jaunâtre qui peut être paramaculaire ou parapapillaire et cette anomalie va évoluer vers une cicatrisation pigmentée.

I-5-Diagnostic biologique

A) Les prélèvements

Les prélèvements sont multiples en ce sens qu'on peut faire des prélèvements de moelle, de ganglions, de placenta, de cerveau, de coupes histologiques et/ou de sang. Mais en routine, on se limite au prélèvement de sang classique au pli du coud et on recueille environ 10 ml sur tube sec sur lequel se feront après centrifugation à 1500 trs/mn pendant 5 minutes sur le sérum les analyses suivant la technique choisie.

B) Les techniques

La mise en évidence des parasites, à l'examen direct des prélèvements de sang, de moelle, de ganglions, de placenta et surtout de cerveau est délicate ; aux coupes histologiques on préfère les frottis ou appositions colorées (par le May-Grunwald-Giemsa ou le RAL 555), l'immunofluorescence directe ou l'immuno-histochimie. L'isolement par inoculation intrapéritonéale à la souris, très fiable pour l'étude du placenta, l'est moins pour celle des autres tissus. Il réclame trois à six semaines de délai. On peut également utiliser les techniques de culture cellulaire, de réponse plus rapide (une semaine) (Desmond, 1975 ; Frenkel, 1973 ; Garin, 1988 ; Polderman, 1999 ; Centers of Disease Control and Prevention, 2004).

Les examens sérologiques sont la base essentielle du diagnostic de la maladie et de la surveillance de son évolution. Le toxoplasme est un organisme cellulaire complexe associant un grand nombre de fractions antigéniques dont les antigènes de membrane prédominent en sérologie. La persistance des toxoplasmes dans l'organisme est responsable de la présence des anticorps spécifiques toute la vie de l'hôte (Frenkel, 1973 ; Gentilini, 1995 ; Naot, 1980).

Plusieurs techniques existent :

- **Le test de lyse (Dye test de Sabin et Feldman)** utilise comme antigène des toxoplasmes vivants obtenus au laboratoire sur ascite de souris qui' en présence d'anticorps de type Ig G essentiellement ((sérum de sujet parasité) et d'un facteur accessoire (élément du complément hémolytique, tiré de sérum humain séronégatif), déterminent un conflit immunologique au niveau des membranes parasitaires et la mort des toxoplasmes mise en évidence par une coloration vitale (bleu de méthylène) ou révélée par la non –réfringence de la membrane au microscope à contraste de phase sans coloration. Les anticorps apparaissent dans le sang au cours de la toxoplasmose acquise une semaine après la contamination, le titre augmente pendant un à trois mois pouvant atteindre 2000 à 4000 UI/ml puis reste stable pendant trois mois à un an ensuite décroit progressivement et enfin se stabilise entre 10 et 200 UI/ml de façon définitive. Cette réaction n'est plus pratiquée que par un petit nombre de laboratoires spécialisés.
- **L'immunofluorescence indirecte** utilise aussi des antigènes de membrane. La réaction utilise une suspension de toxoplasmes formolés et étalés sur une lame. Après contact avec le sérum étudié, une solution d'antiglobulines humaines conjuguées à la fluorescéine révèle, en lumière bleue-violette, la fixation des anticorps spécifiques sur les membranes parasitaires, sous l'aspect d'un liseré vert. Des contre-colorations favorisent le contraste. Le titre est donné par la dilution extrême révélant une fluorescence limite. Sa détermination est plus subjective que pour le test de lyse. C'est l'un des meilleurs méthodes de dépistage et a valeur de référence (recherche d'anticorps Ig M) (Gentilini, 1995 ; O'connor, 1980).
- **La réaction d'agglutination directe** des toxoplasmes avant et après traitement du sérum par le 2-mercapto-éthanol n'a pas répondu à tous les espoirs qu'elle avait soulevés. Sous une forme nouvelle sensibilisée (agglutination HS) elle peut être utilisée qualitativement et quantitativement pour la recherche d'Ig G. Ses résultats peuvent être traduits en UI/ml par rapport au témoin OMS.
- **Les techniques ELISA (Enzyme Linked Immuno Sorbant Assay)** utilisent un antigène mixte (membranaire et cytoplasmique) en proportion variable. Sous sa forme « réverse », elles mettent en évidence les Ig M plus spécifiquement que l'immunofluorescence (détection Ig M et Ig G).
- **L'ISAGA (Immuno Sorbant Agglutination Assay)** : technique d'immunocapture utilisant des toxoplasmes entiers et plus sensible que des méthodes de recherche des Ig M spécifiques.
- **L'hémagglutination** : technique rénovée, sensible et quantitative, nécessitant le traitement du sérum par le 2 mercapto-éthanol (Ig M naturelles). Ses résultats varient selon la nature de l'antigène sensibilisant les globules rouges.
- **La réaction au latex** : test de détection globale des Ig G - Ig M, sensible et qualitatif pour le dépistage rapide.
- **Les réactions cutanées à la toxoplasmine** (intradermoréaction) : actuellement abandonnées.
- **Les techniques d'amplification de gènes** (PCR) : actuellement en développement ont d'ores et déjà acquis leur place dans le diagnostic anténatal de la toxoplasmose congénitale.

C-Diagnostic de la toxoplasmose congénitale

Il repose sur une démarche en deux temps.

C1-Faire le diagnostic d'infection toxoplasmique acquise au cours de la grossesse

En l'absence habituelle de signe clinique chez la femme enceinte, le diagnostic repose en premier sur le sérodiagnostic qui doit être pratiqué au cours du premier trimestre.

Soit le premier séro diagnostic est négatif (IgG négatif, IgM négatif), la femme non protégée ; il faut faire un sérodiagnostic tous les mois, le dernier sur sang maternel au moment de l'accouchement ou trois à quatre semaines après l'accouchement.

S'il se positive au cours de la grossesse, c'est une séro conversion : le diagnostic de toxoplasmose acquise au cours de la grossesse est certain. Il faut dater l'infection et faire des examens complémentaires en fonction de l'âge de la grossesse.

Plus délicat, en cas de présence IgG et d'IgM lors de la première sérologie. La datation de la contamination repose alors sur la cinétique des anticorps et l'avidité des IgG. Le présence d'une forte avidité (supérieure à 30 %) signe une toxoplasmose acquise depuis plus de 4 mois (donc avant la grossesse). Il est inutile de répéter les examens et on peut rassurer la patiente.

La faible avidité des IgG ne signifie pas que la toxoplasmose date de moins de quatre mois. Il faut refaire un nouveau sérodiagnostic et si le taux des IgG double que l'on peut poser le diagnostic de toxoplasmose acquise au cours de la grossesse. Le début de l'infection remonte deux mois avant le prélèvement Si le taux reste stable, c'est une toxoplasmose acquise avant la grossesse.

La présence d'IgG seule sans IgM ne nécessite aucun contrôle supplémentaire.

La présence d'IgM seule sans IgG est le plus souvent en rapport avec des IgM non spécifique. Cependant il faut savoir que si les IgM sont le signe d'une infection récente (ils apparaissent en quelques jours, le pic est atteint en 2 - 3 mois et ils diminuent), ils peuvent persister plusieurs mois, voire plusieurs années ; plus d'un quart des individus gardent des IgM anti-toxoplasmiques plus de 2 ans[29].

Dès la séroconversion prouvée, la femme est mise sous Spiramycine à la dose de 3 grammes trois fois par jour et jusqu'à la réalisation de l'amniocentèse. En cas de présence d'IGM, au cours du premier prélèvement, on peut mettre la femme sous Spiramycine en attendant le deuxième prélèvement.

<u>**C2-Faire le diagnostic de toxoplasmose congénitale au cours de la grossesse**</u>

Repose sur la recherche de toxoplasme dans le liquide amniotique par amniocentèse (la ponction fœtale est désuet) et la recherche mensuelle de signes à l'échographie et par IRM fœtal pour rechercher des malformations cérébrales et cardiaques.

<u>C-2-1-Amniocentèse</u>

Recherche de toxoplasme par PCR. Cette amniocentèse sera effectuée systématiquement pour toute séro conversion avant 22 semaines mais pas avant 18 semaines et après un délai de quatre à six semaines entre l'infection maternelle. La quantification du nombre de copie de PCR est un élément pronostic, la présence de plus de 100 copies par millilitre est un facteur de mauvais pronostic. Il n'existe pas de faux positif mais la valeur prédictive négative est de 87 % ce qui veut dire qu'une fois sur dix le parasite est présent mais la PCR ne le détecte pas.

La quantité de liquide amniotique prélevée est très importante, il faut au minimum 20 millilitres.

C-2-2-Aspect échographique : dépendant du terme de l'infection

Il est important de noter que des symptômes échographiques peuvent être absents alors que le fœtus est infecté : en effet, près de 80 % des fœtus infectés au premier trimestre seront symptomatiques à l'échographie, 20 % au deuxième trimestre et aucun si l'infection n'a eu lieu au troisième trimestre.

Au niveau du cerveau fœtal, on peut voir :

- une dilatation des ventricules latéraux débutant par les cornes occipitales, rapidement évolutive, bilatérale si sténose de l'aqueduc de Sylvius ou unilatérale si sténose du trou de Monro. Mais l'absence de dilatation n'a pas une bonne valeur prédictive négative car existence d'atteinte sévère même en l'absence de d'envahissement de l'aqueduc de Sylvius (porencéphalie ou polymicrogyrie) ;
- des hyperdensités qui sont souvent mieux vues par la voie endovaginale (haute fréquence) de pronostic incertain mais souvent en rapport avec la Choriorétinite.

Autres signes :

- épanchement péricardique et ascite, calcifications hépatiques, hyperéchogénicité intestinale ou placentamégalie ou placentite.

C-2-3-Aspects par IRM

Pas d'IRM avant 28 semaines soit pas avant le début de l'apparition de la scissure de Rolando ++ ou mieux 32 semaines. Confirme l'atteinte multifocale et recherche d'anomalie de la gyration type polymicrogyrie

C-3-Toxoplasmose de l'immunodéprimé

Deux cas peuvent se présenter, selon que le déficit immunitaire est acquis ou provoqué par des médicaments. Ces cas influent sur la manière dont la contamination survient et sur ses signes cliniques.

C-3-1-Déficit immunitaire acquis (cas du SIDA)

On décrit de rares cas où un sujet VIH+, sans immunité antitoxoplasmique (pas de contact antérieur) contracte une toxoplasmose, mais le plus souvent il s'agit de patients immunisés contre la toxoplasmose, donc porteurs de kystes qui réactivent l'infection lors d'une baisse conséquente de leurs défenses immunitaires ; généralement, ils présentent une toxoplasmose cérébrale.

La toxoplasmose cérébrale est une maladie opportuniste dont la survenue chez les personnes séropositives marque l'évolution de l'infection à VIH au stade de sida. Elle survient en règle générale chez des sujets séropositifs au VIH, ayant moins de 200 lymphocytes T CD4+, avec une sérologie toxoplasmique positive et ne recevant pas de prophylaxie spécifique. C'est alors que les bradyzoïtes libèrent les tachyzoïtes qui essaiment dans tout le corps *via* le système sanguin. En 2008 en France, la toxoplasmose cérébrale représentait 12 % des personnes qui découvraient leur séropositivité au VIH après le déclenchement d'une affection opportuniste[35].

Les symptômes de début peuvent être insidieux, céphalées d'installation récente ou réactivation de céphalées anciennes, avec ou sans fièvre. Trois situations sont possibles :

- il s'agit d'un (ou de plusieurs) abcès cérébral (cas le plus fréquent) donnant un tableau neurologique rapidement progressif. Les signes cliniques dépendent de la localisation de(s) l'abcès : hémiplégie ou hémiparésie, syndrome cérébelleux, aphasie, amputation du champ visuel, ou signes plus diffus à type de somnolence, désorientation, crises comitiales ;
- il s'agit d'un abcès médullaire (rare) donnant un tableau paraparétique ou paraplégique associé à des troubles sensitifs et/ou sphinctériens ;
- il s'agit d'une encéphalite toxoplasmique, plus fréquente chez les transplantés que chez les patients VIH.

C-3-2-Déficit immunitaire provoqué (cas des transplantés et des greffés)

Il peut s'agir ici soit de la réactivation de kystes résultant d'une contamination passée du receveur (par exemple lors d'une greffe de moelle osseuse), soit de l'introduction chez le receveur de kystes contenus dans le greffon (par exemple lors d'une greffe de cœur).

Au plan clinique, les manifestations dans ce cas sont celles d'une toxoplasmose aigue disséminée. Dans tous les cas où l'on s'apprête à provoquer un déficit immunitaire, il faut connaitre si possible le statut immunitaire du patient vis-à-vis de la toxoplasmose avant la mise en place du traitement immunosuppresseur. De plus, il est indispensable de mettre en place une surveillance du patient ainsi que de suivre des mesures prophylactiques rigoureuses.

I-6-Traitement et surveillance de la toxoplasmose au cours de la grossesse

A) Traitement

Dés la séroconversion prouvée, la femme est mise sous Spiramycine 500 mg à la dose de 2 à 3 grammes par jour et jusqu'à la réalisation de l'amniocentèse. En cas de présence d'Ig M, au cours du premier prélèvement, on peut mettre la femme sous Spiramycine en attendant le deuxième prélèvement. La posologie chez l'enfant est de 20 à 50 mg/k/j. (NDIAYE, 2004) .

a-Si la PCR est négative

On continue la Spiramycine jusqu'à l'accouchement et on réalise une échographie une fois par mois. La recherche d'une toxoplasmose congénitale sera faite sur le nouveau né par le dosage des IgG et des IgM du nouveau-né.

b-Si la PCR est positive

La Spiramycine est remplacée par la pyriméthamine 50 mg par jour (Malocide©) et du sulfadiazine (Adiazine©) 1,5 gramme deux fois par jour associée avec de l'acide folinique (Lederfoline©) 50 mg une fois par semaine. La surveillance échographique se fera toutes les deux semaines et une surveillance de la toxicité des médicaments assurée par une numération formule sanguine une fois par semaine ; la pyriméthamine entraîne une carence en acide folique avec anémie mégaloblastique, et parfois granulopénie et thrombopénie. La sulfadiazine s'accompagne d'un risque grave d'allergie cutanée et de thrombopénie, anémie hémolytique immuno-allergique, aplasie médullaire.

En 2007 est parue une méta-analyse de différentes études de cohortes[32] ; cette étude montre que le traitement préventif de la transmission en cours de grossesse n'est efficace que s'il est prescrit moins de trois semaines après la séroconversion et que les traitements curatifs (en cas de suspicion d'atteinte fœtale) ne semblent pas diminuer le risque d'atteinte fœtale.

c-Traitement de la toxoplasmose congénitale chez le nouveau né

C'est l'association de pyriméthamine 1 mg/kg/j pendant 2 mois puis 0,5 mg/kg/j pendant 10 mois (Malocide©) avec de la sulfadiazine (Adiazine ©) 100 mg/kg/j pendant un an associé avec de l'acide folinique (Folinoral 25 ©) 25 mg fois par semaine. La recherche d'une toxicité sanguine du traitement sera faite. La surveillance ophtalmologique devra durer plusieurs années.

d-Toxoplasmose de l'immunodéprimé

Deux cas peuvent se présenter, selon que le déficit immunitaire est acquis ou provoqué par des médicaments. Ces cas influent sur la manière dont la contamination survient et sur ses signes cliniques.

d1) Traitements curatifs

L'association de pyriméthamine (Malocide®), de sulfadiazine (Adiazine®) et d'acide folinique (pour la prévention des effets hématotoxiques) pendant 6 semaines est le traitement de référence. On utilise aussi en alternative le Cotrimoxazole (Bactrim®) ou l'atovaquone (Wellvone®). Une attention particulière doit être portée aux interactions avec les antirétroviraux[36].

d2) Traitements préventifs

La prophylaxie est recommandée en cas de présence d'anticorps anti-*Toxoplasma gondii* et si les lymphocytes CD4 sont inférieurs à 100 par mm³ de sang. Une association de pyriméthamine, sulfadiazine et acide folinique est recommandée. Le Cotrimoxazole peut aussi être utilisé avec l'avantage d'être aussi efficace pour la prophylaxie de la pneumocystose, autre maladie opportuniste du SIDA en association fréquente.

B) Prophylaxie chez la femme enceinte

La prophylaxie concerne principalement la femme enceinte à sérologie négative et plus accessoirement les malades immunodéprimés. En dehors de la surveillance sérologique durant la grossesse, déjà détaillée par ailleurs, il faut conseiller d'éviter les contacts avec les chats (ou avec leurs excréments), recommander la consommation de viande très bien cuite et insister sur l'hygiène alimentaire des crudités (Frenkel,1981 ;1985).

II-Matériels et Méthodes

II-1-Population d'étude

Nous avons recruté 209 patients pour 231 sérologies effectuées, dont 207 femmes et 2 hommes du premier janvier au 31 juillet 2010, sur une période de 07 mois au Centre d'Analyse en Biologie Médicale du Centre Hospitalier Abass NDAO (Tableau I).

La plupart des patients provenaient des cliniques privées de Dakar (78), 69 viennent des Centres de Santé de Dakar : IHS (58), Gaspard Kamara (6), District Nord PA (3), Nabil Choucair (2) ; 60 proviennent des hôpitaux nationaux ou régionaux, notamment de Abass NDAO (52), d'HOGGY (3), de l'Hôpital Militaire de Ouakam (3) , de l'Hôpital de Louga (2) et 2 viennent des postes de santé de DAKAR (ENDSS).

Tableau I : Population d'étude selon la provenance

Nombre de patients	Nombre de tests sérologiques	Provenance
78	88	Cliniques privées de Dakar
69	73	Centres de santé de Dakar
60	68	Hôpitaux nationaux et régionaux
2	2	Postes de santé

Tous les sujets ont été diagnostiqués majoritairement pour un bilan de grossesse (207) et quelques cas d'avortement à répétition (12), de cardiopathie (5), d'atteintes oculaires (4) et autres (bilan de routine, voyageurs) (3). (Tableau II)

Tableau II : Répartition des sérologies en fonction du motif de consultation

Motifs de consultation	Nombre	%
Bilan de grossesse	207	89,6
Avortement répété	12	5,2
Cardiopathie	5	2,2
Atteintes oculaires	4	1,7
Autres (bilan de routine, voyageurs)	3	1,3
Total	231	100

II-2-Matériels

- ➢ Pipettes de précision (pipettes Pasteur) avec embout à usage unique pour la distribution de 10 µl, 25µl et 100µl ; réfrigérateur,
- ➢ Ciseaux, Chronomètre de laboratoire ou montre, Centrifugeuse, Garrot, Marqueurs ordinaires (écritoires), tubes secs pour dilution et prélèvement, Etuve, Bain – marie à 37°, Coton hydrophile,
- ➢ Papier adsorbant à traiter pour recouvrir la paillasse, gants stériles, Aiguilles, Tampon alcool à 70°, Portoirs (support – tubes),
- ➢ Trousse Immunocombs ®Toxo Ig G ; code : 50440002, version : L3, Format : 3 x 12 tests composée de:
    - ❖ 3 peignes : composées de 12 dents à l'unité dont chacune est sensibilisée en deux points ou spots de réaction (spot supérieur : immunoglobulines humaines (contrôle interne), spot inférieur : antigènes Toxoplasma gondii RH inactivés)
    - ❖ 3 bacs de développement dont chacun renferme 6 compartiments (A-F) de 12 puits chacun : Compartiment A : diluant échantillon, Compartiment B : solution de lavage, Compartiment C : anticorps de chèvres anti-Ig G humains conjugué à la phosphatase alcaline, Compartiment D : solution de lavage, Compartiment E : solution de lavage et Compartiment F : substrat chromogénique contenant du 5-bromo-4-chloro-3-indolyl phosphate (BCIP) et du nitro-bleue de tétrazolium (NBT)

- ❖ Control positif : 1 tube (bouchon rouge) de 0,20 ml de plasma humain, inactivé par traitement à la chaleur contenant des anticorps Ig G anti-toxoplasmes dilué jusqu'au niveau limite de 10 UI/ml.
- ❖ Control négatif : 1 tube (bouchon vert) contenant 0,20 ml de plasma humain dilué, inactivé par traitement à la chaleur et négatif pour les anticorps anti-toxoplasmes.
- ❖ Perforateur : pour la perforation du film d'aluminium recouvrant les puits des bacs de développement.
- ❖ CombScals TM : pour la lecture des résultats (calibrage de la gamme des couleurs)
- ➢ Trousse Immunocombs ®Toxo Ig M : code 50441002, version : L3, Format : 3 x 12 tests avec les mêmes composants que pour la trousse ci dessus avec une spécificité d'Ig M sans CombScals TM car c'est un test qualitatif et une capacité de 0,15 ml pour les contrôles. En plus elle dispose d'une solution d'adsorbsion (1 flacon de 4 ml, bouchon transparent) contenant des anticorps de chèvres dirigés contre les Ig G humaines.
- ➢ Sérums humains de patients à jeun depuis 8 heures au minimum.

II-3-Méthodes

Nous avons utilisé la méthode immuno-enzymatique en phase solide (EIA). Elle est identique pour le dosage des anticorps de type Ig M et de type Ig G à une différence prés à savoir un pré –traitement des échantillons pour capter les Ig G pour le dosage des IgM.

II-3-1-Principe

Le déroulement du test consiste à transférer le peigne d'un compartiment au compartiment suivant. La première étape consiste à distribuer les échantillons dans les puits individuels du bac de développement compartimenté (Pour les Ig M, les échantillons subissent d'abord un pré-traitement pour capter les Ig G, puis une étape d'incubation avec le diluant du compartiment A pour absorber le facteur rhumatoïde). Puis la carte Immunocomb est introduite dans les puits A pour la réaction Antigéne-Anticorps. Tout anticorps non fixé de façon spécifique lors de cette première étape est éliminé au cours d'une étape de lavage dans le compartiment B. Dans le compartiment C, les anticorps toxoplasmiques Ig M ou Ig G suivant le cas fixés sur les spots inférieurs des dents du peigne ainsi que les immunoglobulines humaines du spot supérieur (contrôle interne) sont reconnus par un anticorps anti- Ig M ou anti –Ig G humaines conjugué à la phosphatase alcaline (AP). Après deux nouvelles étapes de lavages dans les compartiments D et E, la phosphatase alcaline réagit dans le compartiment F avec un composé chromogénique. Cette dernière réaction entraine la visualisation des résultats sous forme de spots gris-bleu à la surface des dents du peigne. La trousse comprend un comprend un control positif (anticorps Ig M ou Ig G anti-toxoplasme selon le cas) et un control négatif. Le test réalisé, la dent du contrôle positif doit afficher deux spots. La dent du contrôle négatif doit afficher le spot supérieur de contrôle interne, soit seul, soit éventuellement associé à un spot inférieur très faible. Enfin le spot supérieur de contrôle interne doit être visible sur chaque dent correspondant à un échantillon testé, confirmant ainsi le bon fonctionnement des réactifs ainsi qu'une manipulation correcte.

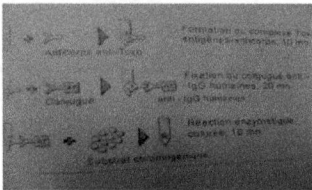

Figure 3 : Principe de la réaction Ig G

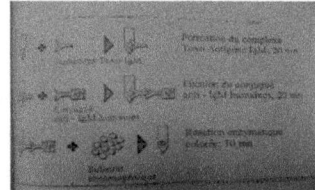

Figure 4 : Principe de la réaction Ig M

II-3-2-Mode opératoire Le mode opératoire résumé ci-dessous est réservé aux utilisateurs de la trousse Immunocomb Toxo IgM ou Ig G.

1-Equilibrer réactifs et échantillons à tester à la température ambiante et exécuter le test à la température ambiante.

2-Pré-diluer 10 µl de chaque échantillon et des contrôles dans 100 µl de diluant échantillons et incuber 10 minutes (Ig M seulement).

3-Distribuer 25 µl de chaque échantillon pré-dilué pour Ig M ou 10 µl de chaque échantillon pur pour IgG et des deux contrôles à quantité spécifique suivant le cas dans les puits du compartiment A et homogénéiser (incuber 10 minutes pour Ig M).

4-Insérer le peigne dans le compartiment A et procéder comme indiqué dans le tableau III :

Tableau III: Résumé du mode opératoire

Etape	Compartiment	Opération
Réaction Antigéne-Anticorps	A	Homogénéiser, incuber 20 minutes pour Ig M (10 minutes pour Ig G), absorber
Lavage	B	Agiter, incuber 2 minutes, absorber
Conjugué	C	Homogénéiser, incuber 20 minutes, absorber
Lavage	D	Agiter, incuber 2 minutes, absorber
Lavage	E	Agiter, incuber 2 minutes, absorber
Révélation	F	Homogénéiser, incuber 10 minutes
Réaction d'arrêt	E	Incuber 1 minute, sécher à l'air

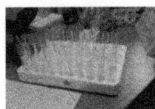 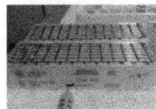 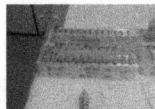 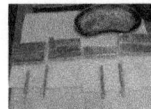

a)Pré-traitement   b) incubation des bacs   c) Etape A   d) étape B

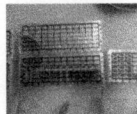 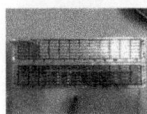 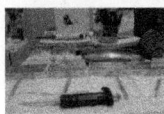 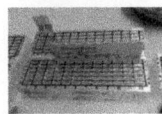

e) Etape C   f) Etape D   g) étape E   h) étape F

Figure 5 : Illustration du mode opératoire

> Lecture : La lecture se fait de manière visuelle, qualitative pour Ig M et quantitative pour Ig G. Elle consiste à comparer l'intensité du spot inférieur de chaque dent avec l'intensité du spot inférieur de la dent du contrôle positif. Ainsi :

-un spot présentant une intensité supérieure ou égale à l'intensité du spot du contrôle positif indique la présence d'anticorps Ig M ou Ig G anti-toxoplasmique dans l'échantillon testé.

-l'absence de spot ou un spot présentant une intensité inférieure à l'intensité du spot du contrôle positif indique l'absence d'un taux détectable d'anticorps Ig M ou Ig G anti-toxoplasmique dans l'échantillon testé (résultat négatif) (figure 6).

Illustration :

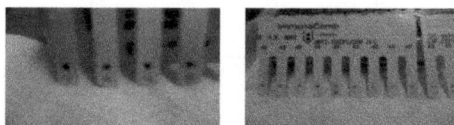

Figure 6: Matérialisation des spots sur les dents des peignes

La quantification se fait à l'aide du combScale TM en calibrant le spot inférieur du contrôle positif sous la couleur correspondante dans l'échelle des couleurs en ajustant la règle de sorte que le '10' ou 'C+' apparaisse dans la fenêtre située au dessus de l'intensité de la couleur sélectionnée et enfin on lit les résultats des différents échantillons sans déplacer la position calibrée de la règle (figure 7). Illustration

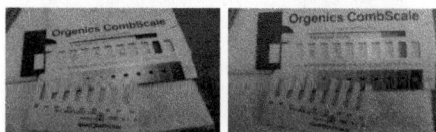

Figure 7 : Calibration de la règle sur le combScale en vu de la quantification

> Interprétation

Du fait que la présence d'anticorps Ig M n'est pas persistante au delà de 1 an, ni observable en cas de réactivation, la détection qualitative des anticorps de type IgM fournit une confirmation rapide d'une infection aigue ou récente seulement. La détection quantitative des anticorps IgG peut fournir une détermination du statut immunitaire chez la femme enceinte et le nouveau-né, du fait de la persistance des anti-Toxo-Ig G tout au long de la vie. Au cas d'une augmentation du titre au-delà de quatre fois le niveau précédent, on peut diagnostiquer une infection active. Chez l'enfant, la détection en série des anti-Toxo-Ig G peut discriminer l'infection entre son origine congénitale (niveau constant) ou néonatale (accroissement progressif du titre). (Desmonts, 1982 ; Frenkel, 1973 ; Luf, 1983 ; Vercruysse, 1982).

III :Résultats et Discussion

III-1-Résultats

a)Données sérologiques selon les types d'anticorps

a1) Selon les anticorps de type Ig M

D'après le tableau IV, sur 231 tests effectués, 32 étaient porteurs d'Ig M (soit 12,86 %) et 199 négatifs (soit 86,14 %). Parmi les positifs, les 24 (soit 10,4 %) avaient consulté pour un bilan de grossesse et les 8 (soit 3,46 %) pour un avortement à répétition.

Chez la femme enceinte, sur 207 tests effectués, 183 étaient négatifs (soit 79,22%) ; chez celles consultant pour un avortement à répétition, les 4 étaient négatifs (soit 1,73 %) ; chez celles consultant pour cardiopathie, les 5 tests effectués étaient négatifs (soit 2,16 %) ; chez ceux consultant pour une atteinte oculaire, les 4 tests effectués étaient négatifs (soit 1,73 %) et chez celles consultant pour divers (bilan de routine, voyageurs,...) ,tous les 3 tests effectués étaient négatifs (soit 1,3 %).

Tableau IV : répartition des examens sérologiques en fonction des motifs de consultation et des anticorps de type Ig M

| | nombre | Anticorps de type Ig M | | | | | |
| | d'examens | Positif | | Traces | | Négatif | |
Motifs de consultation	sérologiques	NBRE	%	NBRE	%	NBRE	%
Bilan de grossesse	207	21	9,1	3	1,3	183	79,22
Avortement à répétition	12	8	3,46	0	0	4	1,73
Cardiopathie	5	0	0	0	0	5	2,16
Atteintes oculaires	4	0	0	0	0	4	1,73
Autres (bilan de routine, voyageurs)	3	0	0	0	0	3	1,3
Total	231	29	12,56	3	1,3	199	86,14

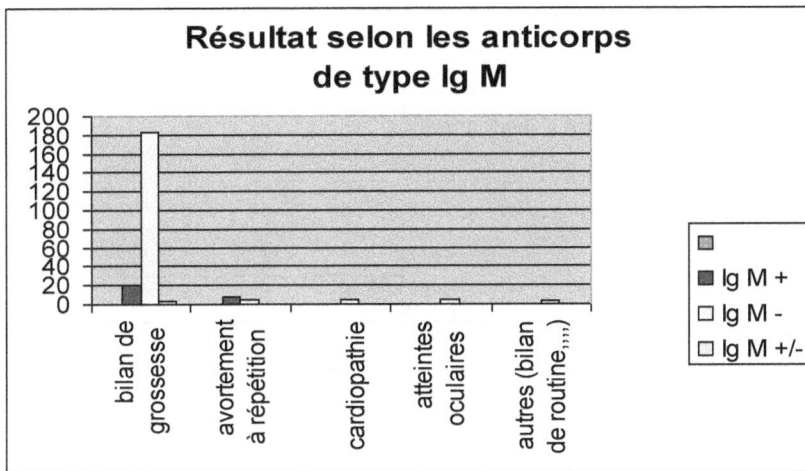

Résultat selon les anticorps de type Ig M

Legend:
- Ig M +
- Ig M -
- Ig M +/-

Categories: bilan de grossesse, avortement à répétition, cardiopathie, atteintes oculaires, autres (bilan de routine,,,,)

Figure 8: Résultat selon les anticorps de type Ig M et les motifs de consultation

a2) Selon les anticorps de type Ig G

D'après le tableau V, sur 231 tests effectués, 92 étaient porteurs d'Ig G (soit 39,81 %) et 139 négatifs (soit 60,19%),

Parmi les positifs, 80 avaient consulté pour un bilan de grossesse (soit 34,63%), 5 pour avortement à répétition (soit 2,16 %), 5 pour cardiopathie (soit 2,16 %) et 2 pour atteintes oculaires (soit 0,86 %),

Chez la femme enceinte, sur 207 tests effectués, les 127 étaient négatifs (soit 55 %); chez celles consultant pour avortement à répétition, les 7 étaient négatifs (soit 3,03 %); chez celles consultant pour atteinte oculaires, les 2 étaient négatifs (soit 0,86 %) et tous les divers (bilan de routine, voyageurs) étaient négatifs (soit 1,3 %)

Tableau V : Répartition des examens sérologiques en fonction des motifs de consultation et des anticorps de type Ig G.

| Motifs de consultation | nombre d'examens sérologiques | Anticorps de type Ig G | | | |
| | | Positif | | Négatif | |
		NBRE	%	NBRE	%
Bilan de grossesse	207	80	34,63	127	54,98
Avortement à répétition	12	5	2,16	7	3,03
Cardiopathie	5	5	2,16	0	0
Atteintes oculaires	4	2	0,86	2	0,86
Autres (bilan de routine, voyageurs)	3	0	0	3	1,3
Total	231	92	39,83	139	60,17

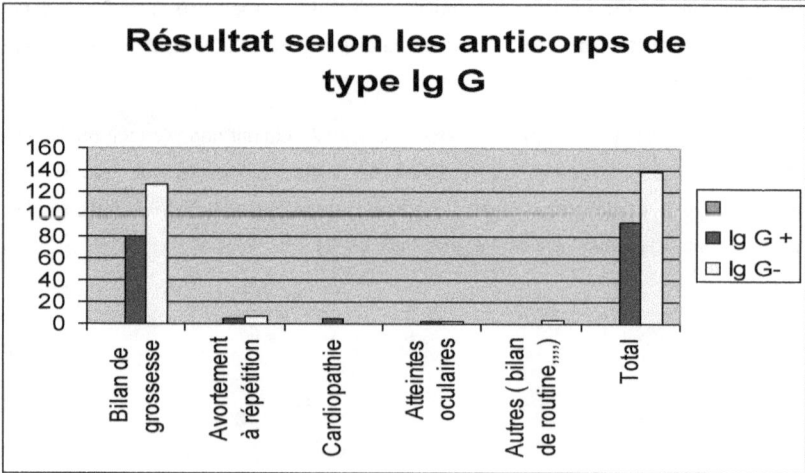

Figure 9 : Résultat selon les anticorps de type Ig G et des motifs de consultation

Le tableau VI montre que 139 sujets avaient un taux d'anticorps inférieur à 10 UI/ml, c'est-à-dire étaient négatifs (soit 60,19 %). Parmi les positifs,91 avaient un taux faible d'anticorps de type Ig G ,c'est-à-dire compris entre 10 et 50 UI/ml (soit 39,38 %) dont les 79 (soit 34,2 %) avaient consulté pour un bilan de grossesse; les 5 (soit 2,16 %) pour avortement à répétition ;les autres 5 (soit 2,16 %) pour cardiopathie et les 2 (soit 0,86 %) pour atteintes oculaires et 1 avait un taux moyen d'anticorps Ig G ayant consulté pour un bilan de grossesse c'est à dire compris entre 50 et 100 UI/ml (soit 0,43 %)

Tableau VI : Répartition des résultats suivant les taux d'anticorps de type Ig G

	Titre d'anticorps de type IgG							
	NEGATIF		POSITIF					
	T<10 UI/ml		10≤T<50UI/ml		50 ≤T<100UI/ml		T≥100 UI/ml	
Motifs de consultation	NBRE	%	NBRE	%	NBRE	%	NBRE	%
Bilan de grossesse	127	55	79	34,2	1	0,43	0	0
Avortement à répétition	7	3,03	5	2,16	0	0	0	0
Cardiopathie	0	0	5	2,16	0	0	0	0
Atteintes oculaires	2	0,86	2	0,86	0	0	0	0
Autres (bilan de routine, voyageurs)		1,3	0	0	0	0	0	0
Total	139	60,19	91	39,38	1	0,43	0	0

Nb : T= titre

b) Interprétation des résultats

b1) Chez la femme enceinte

Nombre examiné	NEGATIF	POSITIF				
		IgM		Titre d'Ig G (UI/ml)		
		Traces	Positif	10≤T<50	50 ≤T<100	T≥100
207	115	3	21	79		1

Sur 207 examinés, 91 avaient une sérologie positive et 1 douteuse:

> ➤ **9 positifs à Ig M et Ig G** traduisant une infection récente active;
> ➤ **12 positifs à Ig M et négatifs à Ig G** pouvant s'agir d'une infection récente précoce ou d'une fixation non spécifique d'anticorps de type Ig M;
> ➤ **2 traces d'Ig M et positifs à Ig G** pouvant traduire une infection récente évolutive
> ➤ **1 trace Ig M et négatif à Ig G** traduisant une fixation non spécifique ou un sérodiagnostic négatif ou une infection récente précoce.
> ➤ **68 négatifs à Ig M et positifs à IgG** ayant un taux faible (Tableau VIII) traduisant une mémoire immunitaire sauf 1 qui faisait une infection ancienne chronique

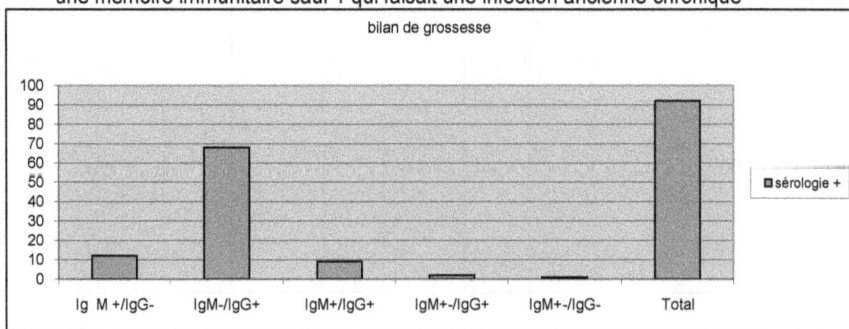

Figure 10 : Répartition des résultats en fonction du type d'anticorps IgM et/ ou IgG

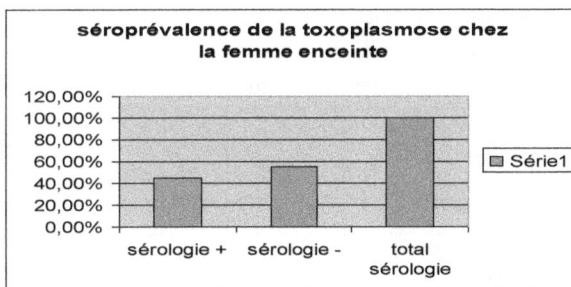

Figure 11 : séroprévalence de la toxoplasmose chez la femme enceinte

b2) Chez celles consultant pour avortement à répétition

Sur 12 examinés, 8 avaient une sérologie positive :

> ➢ 3 positifs à Ig M et négatifs à Ig G pouvant traduire une infection récente précoce ou
> une fixation non spécifique d'anticorps de type Ig M.
> ➢ 5 positifs à Ig M et à Ig G ayant un taux faible d'anticorps (Tableau VIII) traduisant
> ainsi une infection récente active.

Il pourrait s'agir là, d'avortements secondaires à la toxoplasmose et pour les 4 cas négatifs,
la cause est autre.

b3) Chez celles consultant pour cardiopathie

Tous les 5 cas examinés étaient positifs aux anticorps de type Ig G à un taux faible (Tableau
VIII) et négatifs aux anticorps de type Ig M traduisant une mémoire immunologique des
sujets. Ces cardiopathies peuvent être secondaires à la toxoplasmose.

b4) Chez celles consultant pour atteintes oculaires

Sur les 4 examens effectués, les 2 étaient positifs aux anticorps de type Ig G à un taux faible
(Tableau VIII) et négatifs aux anticorps de type Ig M traduisant une mémoire immunologique
d'où la toxoplasmose pourrait être à l'origine de ces affections

b5) Chez celles consultant pour divers motifs (bilan de routine, voyageurs,...)

Tous les 3 cas examinés étaient négatifs aux anticorps de type Ig M et de type Ig G et n'ont
donc jamais été en contact avec le parasite.

Tableau VIII : Répartition des tests sérologiques positifs en fonction des anticorps de type Ig
M ou Ig G et en fonction des motifs de consultation

MOTIFS DE CONSULTATION	sérologies positives		IgM+/IgG-		IgM-/IgG+		Ig M+/Ig G+		IgM +-/Ig G+		Ig M+-/Ig G-	
	Nbre	%	Nbre	%	Nbre	%	Nbre	%	Nbre	%	Nbre	%
Bilan de grossesse	92	85,98	12	11,21	68	63,55	9	8,41	2	1,87	1	0
Avortement à répétition	8	7,48	3	2,80	0	0	5	4,67	0	0	0	
Cardiopathie	5	4,67	0	0	5	4,67	0	0	0	0	0	
Atteintes oculaires	2	1,87	0	0	2	1,9	0	0	0	0	0	
Autres (bilan de routine, voyageurs)	0	0	0	0	0	0	0	0	0	0	0	
Total	107	100	15	14,01	75	70,09	14	13,08	2	1,87	1	0

III-2-Discussion

Dans ce travail, nous avons fait le bilan des examens sérologiques de la toxoplasmose effectué chez des patientes qui avaient consulté pour un bilan de grossesse, un avortement à répétition, une cardiopathie, des atteintes oculaires et autres (bilan de routine, voyageurs,...), au Centre d'Analyses en Biologie Médicale (CABM) du centre hospitalier Abass NDAO (CHAN) pour une durée de sept mois diagnostiqués dans différents hôpitaux, Centres de santé et cliniques de Dakar. Le test immuno-enzymatique en phase solide (EIA) a été utilisé pour déterminer la présence ou l'absence d'anticorps de type IgG ou IgM se matérialisant par une coloration gris-noirâtre des spots d'intensité différente en fonction des titres ou non.

Cette étude montre une forte prévalence des tests sérologiques chez la femme enceinte suivie de celles consultant pour un avortement à répétition, puis pour cardiopathie et enfin pour atteintes oculaires. .

Elle révèle que 66,6 % des femmes qui avaient consulté pour un avortement à répétition avaient déjà été contaminées dont les 25 % faisaient une toxoplasmose récente précoce et les 41,6 % une toxoplasmose récente active ; 100% des femmes qui avaient consulté pour cardiopathie étaient déjà immunisées ; 100 % des femmes qui avaient consulté pour autres (bilan de routine, voyageurs...) n'avaient jamais rencontrés le parasite ; 50% des patients qui avaient consulté pour atteintes oculaires développaient une mémoire immunologique c'est-à-dire avaient déjà rencontrés le parasite ; et 44,4 % des femmes qui avaient consulté pour un bilan de grossesse étaient infectées dont les 6,28 % faisaient une toxoplasmose récente précoce , les 0,97 % une infection récente évolutive, les 4,35 % une infection récente active, les 32,37 % une mémoire immunologique et les 0,48 % une infection ancienne chronique.

Cette étude d'un échantillon de 209 personnes, adressée au CABM du CHAN du 1ér janvier au 30 juillet 2010 pour sérologie de la toxoplasmose, ayant satisfaits à 231 tests sérologiques, a permis de mettre en évidence une séroprévalence de 44,4 % chez les femmes enceintes. Dans cet échantillon, 10,4 % des sujets testés été porteurs d'anticorps de type IgM dont la présence pourrait faire évoquer une infection récente ou une fixation non spécifique.

Les taux de séroprévalence observés sont analogues à ceux qui ont été observés en France en 2003 par Berger (1) qui avait trouvé une séroprévalence de 44%.Ces taux sont aussi analogues à ceux qui ont été observés au Sénégal par d'autres études notamment celle de

Ndiaye (28) qui avait trouvé une séroprévalence de 36% en 2004 lors d'une étude rétrospective du 1er janvier 2002 au 25 octobre 2002 sur une période de 10 mois à propos de 122 personnes en utilisant la méthode EIA (test immuno-enzymatique en phase solide). Ce léger accroissement pourrait se justifier par la taille de la population d'étude plus grande avec cette étude. En effet celle de janvier à novembre 1993 de Faye (7),sur 353 femmes en âge de procréer dont les 205 étaient en état de grossesse et les 148 non enceintes en vue d'un sondage épidémiologique, a révélé une séroprévalence à 40,2 % avec un intervalle de confiance compris entre 30,6 % et 49,8 % ; la méthode utilisée était l'Elisa et le seuil de positivité était égal à 10UI/ml. Ces résultats sont en phase avec ceux découlant des données en Europe du Sud et dans les régions humides de l'Afrique d'après Polderman en 1999 (24). De même DIALLO (6) en 1993 avait trouvé une séroprévalence de 30 % lors d'une étude rétrospective sur 20 ans à propos de 720 personnes en utilisant la méthode de Sabin et Feldman. Cette différance pourrait s'expliquer la technique utilisée par cet auteur et non sur la taille de la population d'étude.

Ce taux est douze fois supérieur à celui trouvé par Vercruysse (29) au cours d'une étude menée en 1982 dans une zone voisine en utilisant une méthode d'immunofluorescence avec un seuil de positivité à 20 UI/ml. Cette différence pourrait s'expliquer moins par un manque de sensibilité des méthodes utilisées par cet auteur, que par une augmentation de l'immunité vis-à-vis de la toxoplasmose en milieu urbain, du fait d'un risque accru de l'exposition à cette affection. De même des études effectuées en 1995 par Gentilini. et celles par la suite plus récentes avaient montré une séroprévalence de 18% en Afrique Noire particulièrement au Sénégal (2, 10,12). De par cette étude on note un accroissement de 26,4 % en l'espace de 15 ans qui pourrait s'expliquer par une systématisation de cette sérologie chez la majorité des femmes enceintes mais aussi par la promiscuité galopante, la méconnaissance de la maladie et du rôle joué par le chat dans sa transmission. Ces résultats s'écartent de plus de 14 % des données sur la prévalence dans les pays scandinaves et dans le Royaume-Uni (<30 %) mais aussi en Asie ou en Amérique d'après Jones et McQuillan G. (13,16) pouvant être expliquer par les différences des modes de vie.

Ces résultats sont en deçà des données en Europe de l'Ouest d'après Polderman en 1999 (24) qui avait trouvé une séroprévalence de 50 à 70 %, écart pouvant être expliqué par la cohabitation dans ce pays avec l'hôte intermédiaire fondamental de cette parasitose. De même qu'avec les études de Mowan en 1999 (18) à l'institut pasteur de Bangui en République Centrafricaine qui avait trouvé une séroprévalence de 50,1 % sur une population d'étude de 1953 sujets dont 1658 femmes et 295 hommes en utilisant le test d'agglutination sur latex et l'Elisa avec comme seuil de positivité à 6 UI/ml. Aussi Deniau (3) avait trouvé une séroprévalence de 65,7 % à Yaoundé en 1980-1983 sur une population d'étude de 286 femmes en utilisant l'immunofluorescence indirecte et l'hémagglutination indirecte. De même que Nabias (19) qui, au Gabon en 1995-1997, avait trouvé une séroprévalence de 71,2 % chez la femme enceinte sur une population d'étude de 767 femmes enceintes en utilisant le test au latex pastorex Toxo de l'institut Pasteur et l'immunocapture Vidas Toxo IgM de Biomérieux avec comme seuil de positivité à 4 UI/ml.

Ces forts taux placeraient le Sénégal parmi ceux ayant un plus faible taux de prévalence en Afrique mais il est aussi avéré que la variation de prévalence pourrait se justifier sur les seuils de positivité trop faibles par rapport à notre étude. Cependant cette étude placerait notre pays au devant de la scène avec une séroprévalence qui ne cesse de monter en crescendo ; plus de 8,4 % en 6 ans déjà par rapport à l'étude de 2004. Ceci pourrait s'expliquer par une ingestion d'oocystes à partir du réservoir tellurique du fait de la cohabitation avec les chats errants et la non connaissance par nos populations de la maladie, du rôle joué par ces derniers dans sa transmission et de l'insuffisance de l' accompagnement de l'état dans le cadre de sa politique sanitaire pour éradiquer cette parasitose. Prés de 55,6 % des femmes enceintes sont séronégatives et présenteraient un risque de contamination en cours de grossesse. Bien qu'on n'ait pas enregistré de toxoplasmose congénitale, les études de Ndiaye en 2004 (21) situeraient le risque de contamination fœtale à 4,88% c'est-à-dire une grossesse sur mille chez des femmes séronégatives. Ainsi pour parer à cette montée en fléchette de cette parasitose chez la femme enceinte, il est plus qu'urgent d'informer toute la population, d'éduquer toutes les femmes enceintes et de sensibiliser tous les praticiens et acteurs sur la maladie qu'est la toxoplasmose, sur la nécessité de laver tous les légumes et fruits avant leur consommation surtout pour la femme enceinte et de bien cuire la viande avant leur consommation par ces dernières. Cependant il y'a lieu de ne pas s'alarmer pour autant car le traitement classique demeure efficace. Ce qui est impératif c'est juste le diagnostiquer à temps pour éviter les complications surtout durant le premier trimestre de grossesse bien que la prévalence de cette toxoplasmose congénitale soit faible.

Conclusion

La toxoplasmose est une affection parasitaire extrêmement fréquente et transmise par les animaux familiers, essentiellement le chat. Causée par le protozoaire Toxoplasma gondii, elle est transmise à l'homme soit par voie orale (nourriture contaminée), soit congénitale et moins fréquemment soit par contact avec des produits sanguins contaminés ou par greffe. Elle est souvent latente chez l'enfant et l'adulte mais redoutable pour le fœtus, le nouveau-né et le sujet immunodéprimé. Elle se manifeste en général par une lymphadénopathie et une fièvre auto-limitante. Chez la femme enceinte, elle peut entrainer une atteinte nerveuse du fœtus et parfois l'avortement.

Les examens sérologiques sont la base essentielle du diagnostic de la maladie et de la surveillance de son évolution. Afin de faire le bilan des examens sérologiques de la toxoplasmose effectués au Centre d'Analyses de Biologie Médicale du Centre Hospitalier Abass NDAO, nous avons mené une étude prospective du 1er Janvier au 31 juillet 2010.

Les objectifs étaient, entre autres, de pouvoir déterminer la séroprévalence de la toxoplasmose chez la femme enceinte, d'en assurer le suivi, c'est-à-dire, la surveillance de son évolution par la sérologie et d'évaluer le traitement actuel disponible contre cette affection.

Le test immuno-enzymatique (EIA) en phase solide a été utilisé à partir du sérum pour déterminer la présence ou l'absence d'anticorps de type IgM ou IgG.

Les résultats de cette étude montrent que :

> 209 patients ont subi un examen sérologique pour divers motifs : bilan de grossesse (207), bilan d'avortement à répétition (12), bilan de cardiopathie (5), bilan d'atteintes oculaires (4) et autres (bilan de routine, voyageurs) (3).

> la plupart des patients provenaient des cliniques privées de Dakar (78), 69 viennent des Centres de Santé de Dakar : IHS (58), Gaspard Kamara (6), District Nord PA (3), Nabil Choucair (2) ; 60 proviennent des hôpitaux nationaux ou régionaux, notamment de Abass NDAO (52), d'HOGGY (3), de l'Hôpital Militaire de Ouakam (3) , de l'Hôpital de Louga (2) et 2 viennent des postes de santé de DAKAR (ENDSS).

> Sur 231 examens sérologiques effectués, 107 étaient positifs soit 46,3 % dont les 92 positifs à Ig G et 32 positifs aux IgM dont 3 traces.

> Chez la femme enceinte, sur 207 examinés, 91 avaient une sérologie positive et 1 douteuse. Parmi elles:

❖ 9 étaient porteurs d'Ig M et Ig G;

- ❖ 12 porteurs d'Ig M seulement;
- ❖ 2 porteurs d'Ig G avec des traces d'Ig M
- ❖ 1 porteur de traces Ig M.
- ❖ 68 porteurs d'IgG seulement
- ➢ Chez celles consultant pour un bilan d'avortement à répétition, sur 12 examinés, 8 avaient une sérologie positive. Parmi elles :
  - ❖ 3 étaient porteurs d'Ig M seulement.
  - ❖ 5 porteurs d'Ig M et d'Ig G
- ➢ Toutes celles examinées pour cardiopathie étaient porteurs d'anticorps de type Ig G seulement.
- ➢ Chez celles consultant pour atteinte oculaires, sur les 4 examens effectués, seuls 2 étaient porteurs uniquement d'anticorps de type Ig G.

Cette étude montre une forte prévalence sérologique de la toxoplasmose chez la femme enceinte

Cela pourrait être expliqué par la consommation de plus en plus fréquente de viande insuffisamment cuite par nos populations, l'accoutumance et le style de vie de nos populations qui, de plus en plus, sont en contact avec les chats.

On pourrait aussi évoquer la fréquence de plus en plus élevée de chats errants dans les habitations notamment dans les cuisines. C'est pourquoi nous recommandons les mesures suivantes pour lutter contre la toxoplasmose congénitale :

1-Bien cuir la viande surtout lors de la grossesse

2-Eviter les contacts avec les chats notamment les femmes enceintes

3-Systématiser l'examen sérologique de la toxoplasmose chez toutes femmes enceintes

4-Bien laver les des fruits et légumes avant leur consommation surtout chez la femme enceinte car ils peuvent être souillées par les déjections de félins

Au regard de cette montée fulminante du taux de prévalence, il serait intéressant de faire une séroprévalence nationale en uniformisant les techniques et en systématisant cette sérologie chez toutes les femmes en état de grossesse pour pouvoir pousser les autorités à prioriser cette pathologie dans leurs grands axes de santé publique. Aussi, vu le nombre de femmes exposées, le nombre de cas d'avortement à répétition ,le nombre de cas d'affections oculaires et de malformations, il serait plus qu'urgent que la communauté scientifique se penche d'avantage sur la question pour parer à cette contamination fœtale..

Références bibliographiques

1-↑ (fr)Berger (F.), Goulet (V.), Le Strat (Y.), De Valk (H.), Desenclos J.C. « *La toxoplasmose en France chez la femme enceinte en 2003 : séroprévalence et facteurs associés* » Saint-Maurice : Institut de Veille Sanitaire, coll. « Maladies Infectieuses », 42 p. (ISSN 1956-6956)

2-Blouin. C. B. « Focus Médecine – Santé », Bordas, volume 1, Paris, 1979,433 :347-348

3- Deniau M. Leke R. J., Same Ekobo « La toxoplasmose dans la province du centre : bilan des frois années d'activités au CHU de Yaoundé », Ann.Univ.Sci.Santé (1), 1985,22-25

4-Desmonts G « Toxoplasmose acquise chez la femme enceinte »Lyon Médical, 1982 ; 248 :115-125.

5-Desmonts G. « Sérodiagnostic de la toxoplasmose »Feuillets de biologie, 1975 ; 15,16

6- Diallo S., Ndir O, Dieng Y, Leye A., Dieng T « Séroprévalence de la toxoplasmose à Dakar (Sénégal) en 1993. Etude chez des femmes en période de procréation » Cah, Santé, 1996, 6,102-106.

7- Faye O., Leye A., Dieng Y, Richard-Lenoble D. et Diallo S. « La toxoplasmose à Dakar. Sondage séroépidémiologique chez 353 femmes en âge de procréer », Bull. Soc. Pathol. Exot. 1998, 91,249-250.

8-Frenkel J.K. « Toxoplasmosis in: symposium on parasitic infections » Pediatr.Clinics. North Am, 1985:32:917-932

9-Frenkel J.K. « Congenital toxoplasmosis: prevention or palliation? »Am.J.Obstet.Gynecol. 1981; 141:359-361.

10-Frenkel J. K. « Toxoplasma in and around US »Bio Sci., 1973, 23:343-352.

11-Garin J.P. «Toxoplasmose: Aspects nouveaux dans la surveillance de la femme enceinte et du nouveau né » Feuillets de biologie, 1988 ; 19,21

12- Gentilini M. « Médecine tropicale »Flammarion, 1993,5 éme édition, 2 éme tirage actualisé en 1995 ; 10,152-158

13-↑ **(en)** Jones J, Kruszon-Moran D, Wilson M, « *Toxoplasma gondii infection in the United States, 1999-2000* », dans *Emerg Infect Dis*, vol. 9, n° 11, 2003, p. 1371-4

14-Katlama C. « Toxoplasmose cérébrale et immunodépression »Concours Med., 1987 ; 109 :2468.

15-Luf .B.J., Couley F. ,Remington J.S. « Outbreak of central nervous system toxoplasmosis in western Europe and North America»Lancet,1983;1:781-784

16-↑ **(en)** McQuillan G, Kruszon-Moran D, Kottiri B, Curtin L, Lucas J, Kington R, « *Racial and ethnic differences in the seroprevalence of 6 infectious diseases in the United States: data from NHANES III, 1988-1994* », dans *Am J Public Health*, vol. 94, n° 11, 2004, p. 1952-8

17-↑ a et b **(en)** Montoya J, Liesenfeld O, « *Toxoplasmosis* », dans *Lancet*, vol. 363, n° 9425, 2004, p. 1965-76

18- Mowan J.M., Mambely R., Selekou B., et Coumazi-Malo M.F. «La toxoplasmose à l'Institut Pasteur de Bangui, République Centrafricaine (1996-1998): données sérologiques», Manuscrit n°2036,"Parasitologie", Avril 1999,1-3.

19- Nabias R., Ngouamizokou A., Migot-Nabias F., Mbou-Montsimbi R.A. et Lansoud – Soukate J. «Enquête sérologique sur la toxoplasmose chez les consultantes du centre de PMI de Franceville (Gabon) », Manuscrit n°1908 , « Santé Publique », Aout 1998,1-3.

20-Naot Y., Remington J.S. « An enzyme linked immunosorbant assay for detection of Ig M antibodies to Toxoplasma gondii: use for diagnosis of acute acquired toxoplasmosis »Inf.Dis. 1980; 142: 754-766.

21-Ndiaye A., Ndir O, DIOP T. M., Diallo A.G., Diouf A., Ndiaye D. «Bilan des examens sérologiques de la toxoplasmose au laboratoire de parasitologie-Mycologie de l'hôpital Aristide A. Le Dantec. Etude effectuée sur 122 prélèvements»Thèse de doctorat d'état en pharmacie, Janvier 2004.

22-Niel F., Desmonts G. et Gentilini M. « Immunofluorescence quantitative et diagnostic sérologique de la toxoplasmose : introduction des unités internationales dans l'expression des positivités »Path. Biol., 1973; 21,257.

23-O'connor G.R. «Treatment of ocular toxoplasmosis with clindamycin and sulfadiazine» Ophthalmology, 1980; 87:129-134.

24-↑ Polderman AM, Blotkamp J and Verweij JJ. Ned Tijdschr Klin Chem « *Diagnosis of Strongyloides infections*» 1999; 24: 60-65.

25-↑ **(en)** Ryan KJ; Ray CG, *Sherris Medical Microbiology - An introduction to infectious diseases* [archive], McGraw Hill, États-Unis, 2004 *4th ed.*, 723–7 p. (ISBN 0-8385-8529-9)

26-↑ a, b, c et d Revue Prescrire, n°290, décembre 2007

27-↑ **(en)** Torda A, « *Toxoplasmosis. Are cats really the source?* », dans *Aust Fam Physician*, vol. 30, n° 8, 2001, p. 743-7

28-↑ a, b, c et d Toxoplasmosis , 2004-11-22, Centers of Disease Control and Prevention

29- Vercruysse J. « Le diagnostic de la toxoplasmose par immunofluorescence chez le mouton à Dakar (Sénégal) », Méd.Afr.Noire, 1982, 29,799-801.

Webographie

30-↑ (fr) Brenier-Pinchart et H Pelloux « La toxoplasmose » cours de MP, Mai 2003, sur http://www-sante.ujf-grenoble.fr, consulté le 12 Mai 2010.

31-↑ [a, b, c et d] (fr) Rossant L.,.Rossant-Lumbroso J. « Toxoplasmose » - Encyclopédie médicale - Doctissimo ,consulté le 07 Mai 2010.

RESUME

Ce travail restitue le bilan de 231 examens sérologiques de la toxoplasmose effectués au C.A.B.M. du centre hospitalier Abass NDAO (CHAN) du 1er janvier au 31 juillet 2010 utilisant comme méthode le test immuno-enzymatique en phase solide (EIA). Il révèle une forte prévalence des tests sérologiques chez la femme enceinte (92 positifs à Ig G et 32 positifs à IgM dont 3 traces sur 207 tests effectués) suivie de celles consultant pour un avortement à répétition (8 positifs dont 5 à IgM et à Ig G et 3 à Ig M sur 12 tests effectués), puis pour cardiopathie (5 positifs à Ig G sur 5 tests effectués) et enfin pour atteintes oculaires.(2 positifs à Ig G sur 4 tests effectués) . Il montre ainsi une séroprévalence de 44,4 % chez les femmes enceintes dont les 6,28 % faisaient une toxoplasmose récente précoce, les 0,97 % une infection récente évolutive, les 4,35 % une infection récente active, les 32,37 % une mémoire immunologique et les 0,48 % une infection ancienne chronique. Ce taux est supérieur aux taux révélés par des études antérieures menées jusqu'alors au Sénégal.

Mots clés : Toxoplasmose, Centre Hospitalier Abass Ndao, Séroprévalence.

SUMMARY

This work restores the balance of 231 serology for toxoplasmosis performed at M.B.A.C in Abass NDAO hospital's (CHAN) from the first January to 31 July 2010 as a method using the enzyme immunoassay solid phase (EIA). It reveals a high prevalence of serological tests in pregnant women (92 positive for IgG and 32 IgM positive, including 3 tracks of 207 tests) followed by those consulting for a repeat abortion (8 including 5 positive for IgM and IgG, 3 for Ig M only in 12 Tests), then for heart disease (5 positive for IgG of 5 tests) and finally to eyes damage. (2 positive for Ig G of 4 tests). He shows a seroprevalence of 44.4% in pregnant women with toxoplasmosis were 6.28% recent early, the 0.97% recent infection scalable, the 4.35% recent infection active, 32.37 % immunological memory and 0.48% old chronic infection. This rate is higher than the rates found in previous studies conducted previously in Senegal.

Keywords: Toxoplasmosis, Abass Ndao hospital's, Seroprevalence

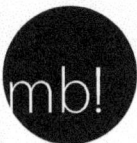

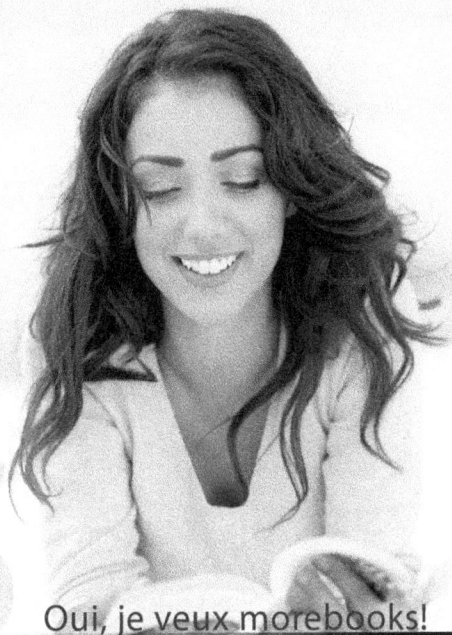

www.ingramcontent.com/pod-product-compliance
Lightning Source LLC
Chambersburg PA
CBHW021611210326
41599CB00010B/705